慢病人群居家锻炼指南

孙飙　赵彦 ● 主编

人民体育出版社

图书在版编目（CIP）数据

慢病人群居家锻炼指南 / 孙飙，赵彦主编 . -- 北京：
人民体育出版社，2021
ISBN 978-7-5009-5763-8

Ⅰ . ①慢… Ⅱ . ①孙… ②赵… Ⅲ . ①慢性病—体育
疗法—指南 Ⅳ . ① R455-62

中国版本图书馆 CIP 数据核字 (2020) 第 030771 号

*

人 民 体 育 出 版 社 出 版 发 行
北 京 新 华 印 刷 有 限 公 司 印 刷
新 华 书 店 经 销
*
880×1230 32 开本 2.75 印张 63 千字
2021 年 3 月第 1 版 2021 年 3 月第 1 次印刷
印数：1—4,500 册
*
ISBN 978-7-5009-5763-8
定价：39.00 元

社址：北京市东城区体育馆路 8 号（天坛公园东门）
电话：67151482（发行部） 邮编：100061
传真：67151483 邮购：67118491
网址：www.sportspublish.cn
（购买本社图书，如遇有缺损页可与邮购部联系）

编委会

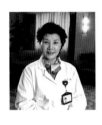

贾伟平，上海交通大学附属第六人民医院主任医师、教授，上海市糖尿病研究所所长，中华医学会糖尿病学分会前任主任委员、IDF-WPR 执委，享受国务院特殊津贴。长期从事糖尿病临床诊治新技术及发病机制方面的研究工作。构建了"中国 2 型糖尿病遗传预警模型"，转化为糖尿病遗传预警芯片产品；发现了中国人腹型肥胖特征，制定了国家行业诊断标准；建立了持续葡萄糖监测技术新标准，被誉为"国际开拓者之一"。主持 973、国家重点研发计划等各类重大科研项目 20 余项；获国家科技进步二等奖 2 项。

孙　飙，南京体育学院运动生理学教授，"运动干预与健康促进"学科带头人，中国生理学会体适能研究专业委员会首届主任委员、江苏省康复医学会运动康复专业委员会现任首届主任委员、江苏省"运动干预慢病科学机理与锻炼方法"传播专家服务团团长。研究方向：科学健身理论与新方法、新技术。获部省级科学技术三等奖 2 项。

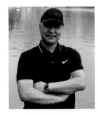

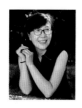

赵　彦，南京体育学院运动健康学院副院长、副教授、博士，江苏省高校青蓝工程中青年学术带头人。研究方向：慢性病运动康复。获江苏省体育科学学会科学技术一等奖。

戴剑松，南京体育学院运动健康学院运动康复系主任、副教授。研究方向：体能训练与运动康复。

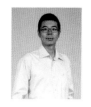

徐　凯，南京体育学院运动健康学院副教授。研究方向：身体活动与体质健康。

顾忠科，南京体育学院运动健康学院运动康复系副主任、讲师。研究方向：运动防护与运动康复。

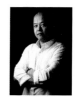

吕远远，南京体育学院运动健康学院康复治疗学系主任、副教授。研究方向：运动康复医学工程。

序

众所周知，运动锻炼在防治慢性代谢性疾病、肌骨功能性疾病、恶性肿瘤疾病、精神性疾病等方面，有显著的促进和协同作用。运动锻炼能提高机体的免疫监视和应激功能，从这个意义上说，运动锻炼是"广谱性"的"良药"，当然也是抗击疫情的强有力措施。

2020年春节以来，一场前所未有的新型冠状病毒肺炎疫情，从武汉市开始蔓延至席卷全国，它起病隐匿、传播迅速、致病力强，且无特效治疗方法，惹得全国人民有些措手不及。疫情突如其来，作为人民群众，我们能做的也是最有效的抗疫之举就是勤消毒、勤通风、戴口罩、勤洗手、居家隔离和运动锻炼，一时间，"为国宅家""宁可做一个健康的胖子"等成为网络热词。居家改变了人们的生活方式，使得人们从身体运动的局限到心理活动的幽闭，显现了无奈和无从。尤其是对部分慢性病人群来说，足不出户所造成的损害，可能已经超过了疾病本身的影响。

针对慢病人群如何克服居家空间小、缺少锻炼器材和锻炼指导、没有同伴共同锻炼、情绪心理波动等影响因素，本书作者团队——南京体育学院"运动干预与健康促进"学科团队首先进行了疫期居家生活方式调查，发放并回收了2600多份问卷。在深入分析膳食营养状况、运动情况、科学常识知晓情况的基础上，作者团队结合自身多年积累的科研成果和服务大众健康的实践经验，就慢病人群居家锻炼的基本原则、原理、方式，以及居家锻炼方法、营养指导、锻炼激励等，进行了精炼而又不乏可操作性的讲解和论述。本书整体内容丰富多彩，通俗易懂，既有简明的文字描述，又有清晰的图片和视频链接参考，从而使慢病人群学起来一看就会，一练就对，事半功倍，一生受惠。

不管是疫期还是平常期，本书都将给慢病人群带来居家锻炼的科学知识和有效方法，激励运动锻炼的积极性，促进疾病康复和身体健康。

杨国庆

2020 年 2 月 20 日

目 录

ONE

绪　论

　　慢性非传染性疾病，简称慢性病，是指病程长，发病后难痊愈，可终生带病的一大类疾病。慢性病的种类很多，包括原发性高血压、糖尿病、高血脂、冠心病、骨质疏松、原发性肥胖、慢性阻塞性肺疾病等。慢性病在我国具有发病率、致死率和致残率高的特点，还呈现出明显的低龄化趋势，已经取代了传染病，成为严重危害人民身体健康的罪魁祸首。

　　慢性病的发生、发展与生活方式是密切相关的，而生活方式的改变则可以预防慢性病或延缓病变的发展。

（一）慢性病的特点和危害

　　当前，我国高血压患者超过 2 亿，肥胖患者达 1.2 亿，糖尿病患者预估达 1.16 亿，高胆固醇血症患者达 3300 万，慢性病死亡人数占总死亡人数的 80% 以上，慢性病的医疗费用支出占总医疗费用的 68%。

　　慢性病具有以下特点：

　　①起病隐匿，不易被察觉。慢性病是长期积累而形成的，进展很缓慢。例如，冠心病常在中老年发病，但实际上在年轻

的时候，冠状动脉就可能已经开始有了脂质沉着，经过二三十年的发展，当冠状动脉阻塞程度超过 70% 的时候，才表现出相应的症状，而这个时候病情已经发展到了一个相当严重的阶段。因此，及早改变生活方式是预防慢性病最重要的手段。

②病因复杂，常由多个病因导致。慢性病的病因往往比较复杂，因此很难针对某一个单一的疑似病因进行预防。例如，高血压的病因可能有遗传基础，但同时又受到饮食的影响，例如摄入过多的盐、高蛋白食物、高饱和脂肪酸食物，以及酗酒都有可能促使高血压发生。此外，长期的脑力劳动、精神紧张甚至噪音也是高血压的常见诱因。

③并发症严重，常累及全身多个系统。慢性病通常会破坏人体多个器官，例如，糖尿病的病变基础是长期的碳水化合物、脂肪、蛋白质代谢紊乱，它可以引起血管病变从而造成多系统损害，如糖尿病足、糖尿病肾病、糖尿病心脏病、脑血栓、感染、失明等严重的并发症。

④进行性发展，不可逆发展。慢性病是缓慢发展的，对组织的损害也是日渐积累的，这些组织细胞一旦被破坏，常常是无法复原的。因此，目前各种治疗措施只能延缓慢性病的发展，不能使器官组织恢复到原来的状态，对慢性病的干预要做到早预防、早发现、早治疗，干预得越早则效果越好。

（二）运动对慢性病的预防和治疗作用

国内外大量的研究表明，运动不足与慢性病的发生发展有着密切的联系。随着社会发展，人们的劳动方式发生了根本性转变，越来越多的人从事脑力劳动，长时间静坐、缺乏运动会引起生理功能障碍，进而导致慢性病发生。运动则能够预防慢性病，越来越多的人已经认识到，足够的运动是保持健康的必要条件。当确诊慢性病后，运动还可以作为一种有效的治疗方法，显著提高患者的生活质量和延长寿命。

例如，心血管疾病患者经过运动、饮食干预，不仅可以使高血压、高胆固醇血症和肥胖等危险因素得到有效控制，还能够降低未来再次发生心血管事件的可能性。

在中国的糖尿病患者中，有90%以上罹患的是2型糖尿病，要想延缓糖尿病的进展，血糖的控制是至关重要的。研究证明，较大强度的有氧运动能够改善胰岛素的敏感性，增加体内糖的利用，从而有效地控制血糖。2型糖尿病患者多有肥胖，运动能够帮助他们控制体重，改善血脂，还可以有效地控制糖尿病的并发症。

运动有益于维持骨骼健康，适量运动可以减少骨质流失，提高患者的劳动能力和生活能力。运动能够增加肌肉的力量和耐力，提高神经对肌肉的控制能力，提高身体的稳定性，预防跌倒，减少骨折风险。

总之，合理运动对各种慢性病都有明确的预防和治疗作用，它能够减少疾病发生，延缓疾病进程，提升治疗效果，减少并发症，降低死亡率。因此，慢性病患者应该在休息和药物治疗的基础上，积极地进行运动治疗。

（三）居家锻炼对于慢性病患者健康的重要意义

室外锻炼由于空间开阔、景色宜人、空气清新而成为人们的首选，但是对于慢性病患者而言，还需要考虑运动的安全性。

有的患者在室外运动时有可能遇到一些危险，或者产生身体上的不便，那么居家运动则成为一种必要的替代方案。

慢性病患者的运动应该具有适宜的强度、足够的持续时间、规则的节律。我国北方冬季寒冷，路面被冰雪覆盖；我国南方多雨，有时阴雨连绵，连月不开；城市里有时雾霾严重，或是梧桐絮飘飞，这些情况都不适合进行户外锻炼。一旦停止运动数日，患者心肺功能、骨骼密度、平衡能力、肌肉力量开始下降，内分泌和代谢功能也会出现紊乱，更为严重的是，原来的疾病有可能加重。因此，掌握居家运动的科学方法，开展持之以恒的运动，是慢性病患者必须掌握的生活技能。

2020 年开年之初的新型肺炎疫情期间，慢性病患者不能离开居所而只能在室内运动，有些患者由于家里空间狭小，缺乏运动器械而不知道如何开展运动。其实，居家运动并不需要很大的场地，也不一定需要专门的运动器械，只要善于发现、善于思考，身边的很多物品都可以成为很好的健身器材，很多看似简单的动作都对健康大有裨益。只要善于学习、善于实践，就可以掌握居家运动的科学方法，摸索出一条适合自己的室内健身之路。

大众居家生活方式调查

（一）基本情况

科学源于调查和研究，"没有调查就没有发言权"。为了更精准了解大众在疫情期间的居家情况，团队于2020年2月8日有目的地启动了一项"大众居家生活方式"的网络调查。调查内容涉及基本情况、膳食情况、运动情况、科学知识知晓情况等方面。四天后，共回收除西藏、香港、澳门以外全国31个省市自治区样本2641人。

其中男性1194人，占45.21%，女性1447人，占54.79%。年龄分布最小的9岁，最大的82岁。其中青年（20~39岁）较多，为2071人，占78.42%，中年人（40~59岁）为453人，占17.15%，其余为儿童青少年和老年人。

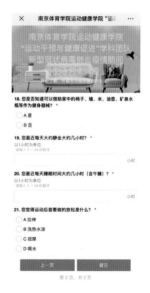

（二）膳食营养状况

膳食营养方面，我们主要调查了大众的日常进食总量、蔬菜、水果和零食等的进食量与疫情发生前的差异。

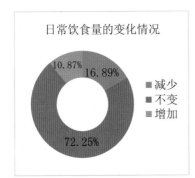

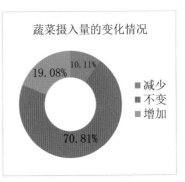

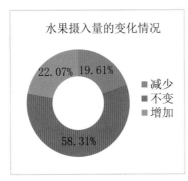

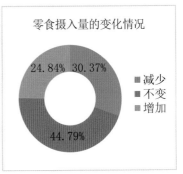

1. 日常饮食量

该问题主要调查大众在疫情期间的饮食量与既往相比是否发生了变化，发生了什么变化。调查结果表明，大部分人的饮食量与疫情前相同，少部分人有所增加或减少。其中男性和女性的变化情况类似。而 40 岁以下人群保持不变的比例要低于

40 岁及以上人群，减少或增加的比例均高于 40 岁及以上人群。

2. 蔬菜摄入量

该问题主要调查大众在疫情期间的蔬菜摄入量与既往相比是否发生了变化，发生了什么变化。调查结果表明，大部分人的蔬菜摄入量与疫情前相同，少部分人有所增加或减少。其中男性和女性的变化情况类似。40 岁以下人群和 40 岁及以上人群的变化情况类似。

3. 水果摄入量

该问题主要调查大众在疫情期间的水果摄入量与既往相比是否发生了变化，发生了什么变化。调查结果表明，大部分人的水果摄入量与疫情前相同，少部分人有所增加或减少。其中男性和女性的变化情况类似。而 40 岁以下人群保持不变的比例要低于 40 岁及以上人群，减少或增加的比例均高于 40 岁及以上人群。

4. 零食摄入量

该问题主要调查大众在疫情期间的零食摄入量与既往相比是否发生了变化，发生了什么变化。调查结果表明，零食摄入量与疫情前相比，保持不变的人略多于减少的人，减少的人略多于增加的人。其中男性保持不变的比例要高于女性，减少或增加的比例均低于女性。而 40 岁以下人群保持不变的比例要低于 40 岁及以上人群，减少或增加的比例均高于 40 岁及以上人群。

（三）运动情况

运动情况的调查主要涉及运动地点、运动频率、运动时间、运动后主观疲劳感觉、运动方式的选择和影响运动的因素等。

1. 运动地点

该问题主要调查大众在疫情期间运动地点的选择情况。调查结果表明，大部分人选择了在家运动，这与当前疫情下各小区封闭管理的现状吻合。近 1/3 的人不运动，而只有少部分人选择了室外运动和室内室外相结合。其中男性不运动的比例要低于女性，选择室外运动和室内室外相结合的运动则高于女性。40 岁以下人群不运动的比例要高于 40 岁及以上人群，各种运动地点的比例均低于 40 岁及以上人群。

2. 每周运动次数

该问题主要调查有运动的人群在疫情期间的运动次数。调查结果表明，每周运动 1~2 次和每周运动 3 次及以上约各占 50%。其中男性每周运动 1~2 次的比例少于女性，而每周 5 次以上的比例要多于女性。40 岁以下人群每周运动 1~2 次的比例要高于 40 岁及以上人群，每周运动 3 次及以上的比例均低于 40 岁及以上人群。

3. 每日运动时间

该问题主要调查有运动的人群在疫情期间的每日运动时间。调查结果表明，每日运动 10 分钟以内的超过 1/3，20 分

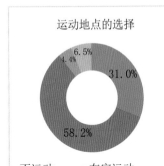

运动地点的选择

- 不运动
- 在家运动
- 在室外运动
- 室内室外运动结合

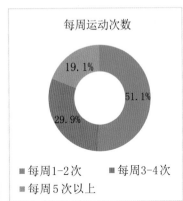

每周运动次数

- 每周1-2次
- 每周3-4次
- 每周5次以上

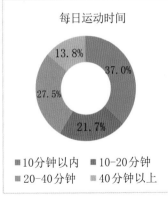

每日运动时间

- 10分钟以内
- 10-20分钟
- 20-40分钟
- 40分钟以上

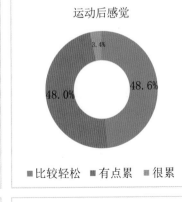

运动后感觉

- 比较轻松
- 有点累
- 很累

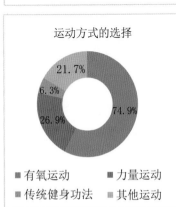

运动方式的选择

- 有氧运动
- 力量运动
- 传统健身功法
- 其他运动

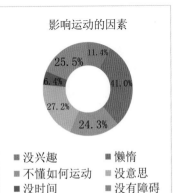

影响运动的因素

- 没兴趣
- 懒惰
- 不懂如何运动
- 没意思
- 没时间
- 没有障碍

钟以上的占 2/5。其中男性每日运动时间高于女性。而 40 岁以下人群每日运动时间要低于 40 岁及以上人群。

4. 运动后主观感觉

该问题主要调查有运动的人群运动后的主观疲劳感觉。调查结果表明，比较轻松和有点累的人群各占接近一半，另有极少部分人群感觉很累。其中男性和女性的主观疲劳感觉差异不大。而 40 岁以下人群感觉比较轻松的比例低于 40 岁及以上人群，感觉有点累的比例高于 40 岁及以上人群。

5. 运动方式选择

该问题主要调查有运动的人群采用的主要运动方式占总数的比例（注：该问题为多项选择，所以总比例超过 100%）。调查结果表明，选择有氧运动的比例最高，其余依次为力量练习、其他运动和传统健身功法。其中男性选择有氧运动的比例低于女性，选择力量练习的比例高于女性。而 40 岁以下人群选择有氧运动的比例低于 40 岁及以上人群，选择力量练习的比例高于 40 岁及以上人群。

6. 影响运动的主要原因

该问题主要调查阻碍人群运动的各种原因占总数的比例（注：该问题为多项选择，所以总比例超过 100%）。调查结果表明，选择"懒惰"的比例最高。其中男性选择"懒惰"的比例低于女性，选择"没意思"的比例高于女性。而 40 岁以下人群选择"懒惰"和"没意思"的比例高于 40 岁及以上人群。

（四）运动知识

运动知识的调查主要涉及是否知道利用家庭简易器械进行健身，对运动后恢复、运动与免疫和运动量控制等方面的知识的知晓程度。

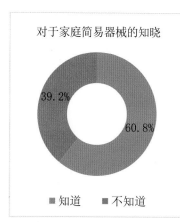

对于家庭简易器械的知晓

39.2%
60.8%

■知道　■不知道

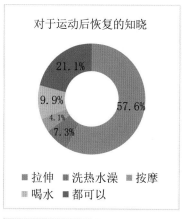

对于运动后恢复的知晓

21.1%
9.9%
4.1%
7.3%
57.6%

■拉伸　■洗热水澡　■按摩
■喝水　■都可以

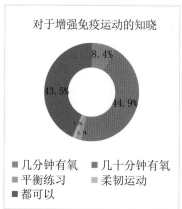

对于增强免疫运动的知晓

8.4%
43.5%
44.9%

■几分钟有氧　■几十分钟有氧
■平衡练习　■柔韧运动
■都可以

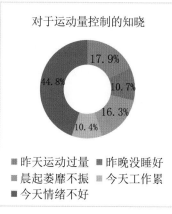

对于运动量控制的知晓

17.9%
44.8%
10.7%
16.3%
10.4%

■昨天运动过量　■昨晚没睡好
■晨起萎靡不振　■今天工作累
■今天情绪不好

1. 家庭简易器械的知晓情况

该问题主要调查大众是否知道可以借助家中的椅子、墙、米、油壶、矿泉水瓶等作为健身器械。调查结果表明，大部分人群知道，占总人数的 3/5 以上。其中男性和女性的知晓率无显著差异。40 岁以下人群和 40 岁及以上人群的知晓率无显著差异。

2. 运动后正确的恢复手段的知晓情况

该问题主要调查大众是否知道拉伸是最主要的运动后恢复手段。调查结果表明，大部分人群知道，超过总人数的一半以上。其中男性的知晓率低于女性。40 岁以下人群的知晓率高于 40 岁及以上人群。

3. 增强免疫力的知晓率

该问题主要调查大众是否知道几十分钟的有氧运动是最主要的增强免疫力的运动。调查结果表明，近一半人群准确知道，占总人数的 45%。其中男性的知晓率高于女性。40 岁以下人群和 40 岁及以上人群的知晓率无显著差异。

4. 运动量控制的知晓率

该问题主要调查大众是否知道情绪不好可以不必减少运动量，运动有促进情绪改善的作用。调查结果表明，近一半人群准确知道，占总人数的 45%。其中男性的知晓率高于女性。40 岁以下人群的知晓率高于 40 岁及以上人群。

（五）其他生活方式

这部分调查主要涉及静坐时间和睡眠时间。

调查结果表明，大众静坐时间为 5.35 ± 3.93 小时，睡眠时间为 9.06 ± 2.27 小时。其中男性和女性的静坐时间无显著差异；男性的睡眠时间少于女性。40 岁以下人群的静坐时间高于 40 岁及以上人群；40 岁以下人群的睡眠时间高于 40 岁及以上人群。以上结果提示睡眠时间整体较非疫情期间有较大幅度增加。

本次调研结果表明，疫情期间的膳食营养习惯的改变主要发生在零食的摄入情况。这可能与疫情期间相对封闭管理有关。封闭管理期间，在休闲时同时伴随零食进食，而导致零食的摄入量增加。另外，40 岁及以上人群的饮食习惯相对更加固定，较少出现饮食量的增加或减少。人群锻炼习惯男性好于女性，40 岁及以上人群好于 40 岁以下人群，整体锻炼习惯有待进一步加强。人群对于运动相关知识的回答正确率普遍较低，因此对运动科学的知识普及需要进一步加强。

慢病人群居家锻炼一般原则与方法

（一）慢病人群锻炼基本原则

1. 适度锻炼原则

运动锻炼是几乎所有类型慢病人群不可替代的重要非药物治疗手段及康复手段，但慢病人群的运动不同于普通人或运动员以不断提高身体素质为目的的训练，慢病人群应当严格遵守适度运动原则，避免运动负荷过量引发危险或者身体损害。慢病人群只需要保持适度合理运动量即可，不必严格遵守运动训练的超负荷，即逐步增加锻炼量和锻炼强度的原则。

2. 规律锻炼原则

规律地运动才能给慢病人群带来多方面和长期的益处，一旦长时间停止运动就不利于疾病康复，比如，运动后即时降压效果，只能在运动后维持一段时间，因此保持规律锻炼有助于长期的血压控制。

3. 因人而异原则

慢病人群疾病的轻重、体适能水平、是否有并发症等具有很大的个体差异，因此，每个人都应该根据个人实际病情，在征得医生认可和同意的情况下，进行适合自己身体状况的运动锻炼。

4. 安全性原则

慢病人群进行运动锻炼总体是安全的，但不同类型慢病人群在某些情况下存在运动禁忌症，同时也有相应的注意事项和安全提示。了解这些运动风险并且适当规避，对于确保慢病人群安全运动、减少身体损害、促进健康很重要。

（二）慢病人群锻炼基本原理

慢病人群要按照强度、时间、频率、项目四大要素设计适合自己的运动锻炼，这也是慢病人群运动处方的基本要素。合理适度运动的本质就是强度合理、时间合理、频率合理、锻炼项目合理。运动处方四大要素是否合理在很大程度上决定了运动的安全性和有效性。

1. 运动强度

运动强度是锻炼的核心要素，强度过高容易引发危险，甚至导致严重的心血管事件。慢病人群的锻炼以中低强度为主。可以采用心率或者主观疲劳感觉两种方式进行判断。

（1）客观指标：心率

　　心率即每分钟心跳次数，是评价强度的客观指标，推荐人们使用心率手表或手环测量心率。如果没有这些可穿戴设备，则采用搭住颈动脉或桡动脉的方式测量脉搏，一般记录 10 秒或者 15 秒脉搏次数，乘以 6 或者乘以 4，代表每分钟近似心率。

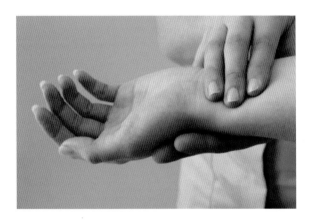

　　对于慢病人群，低强度运动时的心率介于 50% ~ 64% 最大心率，中等强度运动时的心率介于 65% ~ 75% 最大心率。最大心率采用 220 减去年龄计算。如一名 40 岁的中年人，以 65% 最大心率运动，其计算方法为首先计算其最大心率＝220 － 40 ＝ 180 次 / 分，计算其 65% 最大心率＝ 180×65% ＝ 117 次 / 分。一般不建议慢病人群运动时心率超过 85% 最大心率。

不同年龄段人群中低强度运动适宜的靶心率范围

年龄（岁）	最大心率（次/分）	低强度运动		中等强度运动	
		心率下限（次/分）	心率上限（次/分）	心率下限（次/分）	心率上限（次/分）
20	200	100	128	129	150
21	199	100	127	128	149
22	198	99	127	128	149
23	197	99	126	127	148
24	196	98	125	126	147
25	195	98	125	126	146
26	194	97	124	125	146
27	193	97	124	125	145
28	192	96	123	124	144
29	191	96	122	123	143
30	190	95	122	123	143
31	189	95	121	122	142
32	188	94	120	121	141
33	187	94	120	121	140
34	186	93	119	120	140
35	185	93	118	119	139
36	184	92	118	119	138
37	183	92	117	118	137
38	182	91	116	117	137
39	181	91	116	117	136
40	180	90	115	116	135
41	179	90	115	116	134
42	178	89	114	115	134
43	177	89	113	114	133
44	176	88	113	114	132

（续表）

年龄 （岁）	最大心率 （次/分）	低强度运动		中等强度运动	
		心率下限 （次/分）	心率上限 （次/分）	心率下限 （次/分）	心率上限 （次/分）
45	175	88	112	113	131
46	174	87	111	112	131
47	173	87	111	112	130
48	172	86	110	111	129
49	171	86	109	110	128
50	170	85	109	110	128
51	169	85	108	109	127
52	168	84	108	109	126
53	167	84	107	108	125
54	166	83	106	107	125
55	165	83	106	107	124
56	164	82	105	106	123
57	163	82	104	105	122
58	162	81	104	105	122
59	161	81	103	104	121
60	160	80	102	103	120
61	159	80	102	103	119
62	158	79	101	102	119
63	157	79	100	101	118
64	156	78	100	101	117
65	155	78	99	100	116
66	154	77	99	100	116
67	153	77	98	99	115
68	152	76	97	98	114
69	151	76	97	98	113

（续表）

年龄 （岁）	最大心率 （次/分）	低强度运动		中等强度运动	
		心率下限 （次/分）	心率上限 （次/分）	心率下限 （次/分）	心率上限 （次/分）
70	150	75	96	97	113
71	149	75	95	96	112
72	148	74	95	96	111
73	147	74	94	95	110
74	146	73	93	94	110
75	145	73	93	94	109
76	144	72	92	93	108
77	143	72	92	93	107
78	142	71	91	92	107
79	141	71	90	91	106
80	140	70	90	91	105
81	139	70	89	90	104
82	138	69	88	89	104
83	137	69	88	89	103
84	136	68	87	88	102
85	135	68	86	87	101

（2）主观指标：主观疲劳感觉

主观疲劳感觉是评价强度的重要方法，也是最简单的方法，聆听自己身体的感觉很重要。如果运动时大量出汗，心跳呼吸显著加快，无法说话，这就是大强度运动，而如果运动时身体出汗，心跳呼吸加快，但可以自如说话，这时就是中等强度运动。推荐慢病人群进行中低强度运动，不建议长时间进行大强度运动。

慢病人群也可以根据主观疲劳感觉量表来评估运动强度，6 代表处于安静状态，20 代表精疲力竭，数字越大越疲劳，推荐慢病人群运动时疲劳感觉介于 11 ~ 13 之间，这个数字乘以 10，可以近似代表此时的心率。

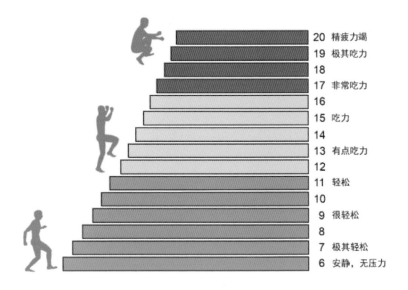

20	精疲力竭
19	极其吃力
18	
17	非常吃力
16	
15	吃力
14	
13	有点吃力
12	
11	轻松
10	
9	很轻松
8	
7	极其轻松
6	安静，无压力

对于一些服用降血压药物的高血压人群而言，有些类型药物具有抑制心率的作用，用心率表可能就无法准确评估运动强度，这时主观疲劳感觉更有用。

2. 运动时间

中等强度运动持续一段时间就可以带来良好的锻炼效果，这个时间至少是多少呢？建议 30 分钟左右，慢病人群应当尽可能让每次锻炼时间至少达到 30 分钟，当然时间更短的碎片化的运动，比如做 5 分钟的广播操，同样具有一定健身价值。这样的碎片化运动可以穿插在伏案工作中，每伏案工作 1 小时左右，起身活动几分钟，是缓解久坐引发的颈肩腰腿痛的最好方式之一，也是避免久坐对于健康损害的最佳方式之一。持续运动和碎片化运动相结合，是最佳的运动组合。

3. 运动频率

根据世界卫生组织、美国运动医学会所公认的运动建议，每周应当积累 150 分钟中等强度运动，慢病人群也需要达到这一运动量，前文已经讲了每次活动要达到 30 分钟，这就意味着每周 5 次运动，可以基本实现这一运动量。当然，慢病人群如果由于身体状况等原因达不到这个运动量也没有关系，有一些运动也比没有任何运动要好得多，建议身体较为衰弱的慢病人群应当循序渐进地增加运动量，逐步让自己从没有任何运动，到开始一丁点儿运动，再到隔天运动，最终实现 150 分钟的中等强度活动量。无论是增加运动频率，还是延长运动时间，只要达到每周 150 分钟中等强度活动量即可，建议大家把运动分散到若干天进行更佳，而不要一次运动时间过长，这样能获得更好的运动体验。

4. 运动项目

运动项目选择是慢病人群运动处方的重要内容，慢病人群要根据个人情况、喜好、运动技能、医生建议等，选择适合自己的运动项目，运动项目没有高低贵贱之分，但不同运动项目的锻炼价值侧重不同，所以选择适合自己的运动项目是获得锻炼效果的关键之一。一般来说，运动可以分为以下几类。

（1）有氧运动

长时间、中低强度、全身大肌肉参与的运动都是有氧运动，因此，走路、跑步、游泳、骑行、广场舞，甚至做家务都是有氧运动，考虑到居家环境，在家原地走、原地跑、做广播操都属于有氧运动。有氧运动可以促进新陈代谢，锻炼心肺功能，促进脂肪燃烧，增加热量消耗，调节情绪，是适合慢病人群的主要锻炼方法之一。

（2）力量锻炼

力量锻炼是指肌肉用力，对抗阻力的运动，阻力形式包括身体自重、手持重物、弹力带、哑铃、杠铃等。力量锻炼可以促进代谢，增加骨密度，全方位提高全身功能，力量的提高对于协调、灵活、平衡等能力提升均有积极意义，是除有氧运动以外的另一大类运动。由于力量锻炼往往是局部进行，所以需要对全身主要大肌肉都进行锻炼。力量锻炼对于动作质量要求较高，错误的力量锻炼不仅不能带来健康收益，还容易造成关节损伤，所以动作规范很重要。

（3）东方体育：瑜伽、太极拳、健身气功

东方体育包括印度的瑜伽，中国的太极拳、健身气功、站桩等。这些运动既包括有氧运动的成分，又有力量锻炼的特征，整合性较强。东方体育尤其强调身心统一，强调运动时心理的诱导和参与，所以东方体育除了对于身体能产生广泛的健身效果外，还能改善情绪、睡眠，有助于提升心理健康水平。

（4）混合型运动：高强度间歇训练

高强度间歇训练，顾名思义是一种运动强度很大、短间歇的运动，由于运动强度较高、休息时间较短，所以疲劳尚未恢复就进入下一组运动，因此运动时身体反应剧烈，比如心率飙升、肌肉酸胀。虽然高强度间歇运动目前很风靡，也有大量研究证实慢病人群进行高强度间歇训练能取得很好的锻炼效果，但总体而言，这种训练适合普通大众，慢病人群居家锻炼，在缺乏有效监护的情况下，冒然进行这类运动风险较大，或者可以这样说，高强度间歇训练仅仅适合轻症、体能较好的慢病人群。

5. 运动基本流程

（1）热身

运动前的热身可以起到升高体温、调动心肺、激活肌肉、兴奋神经的作用，是运动开始前重要的准备部分。慢病人群在进行锻炼前当然也需要进行适度的热身活动，可以采用动态牵拉方式进行热身，也可以以即将开始的运动，以降低难度的方式进行作为热身，比如在原地高抬腿走之前采用原地踏步走，在开始太极拳锻炼前做几个云手作为热身，或者以做广播体操作为热身。热身时间一般为5分钟左右。

（2）运动主体部分

运动主体部分就是运动锻炼的核心内容，经过热身可以让身体更快进入良好的工作状态，在运动中如果出现不适，比如胸闷、心慌、失去空间定向能力，头晕目眩，视野模糊，都应当立即停止运动，原地休息，并拨打急救电话。

（3）运动后拉伸放松

运动后拉伸放松对于消除肌肉僵硬，缓解疲劳，让身体逐渐从比较激烈的状态恢复到安静状态具有重要意义，拉伸放松是运动的延续而不是可有可无。一般来说，要对锻炼涉及的主要部位进行拉伸，每个部位拉伸 15 ~ 30 秒，重复 2 ~ 3 次，拉伸时有牵拉感或者轻微疼痛感就可以了，并非越痛拉伸效果越好。

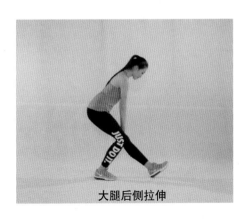

大腿后侧拉伸

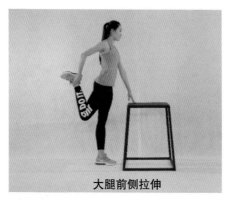

大腿前侧拉伸

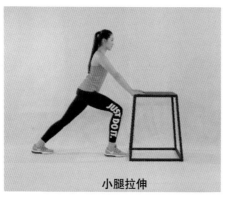

小腿拉伸

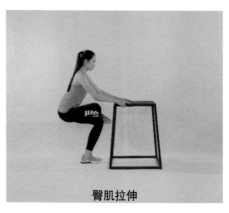

臀肌拉伸

6. 运动负荷评估

（1）训练后主观感觉

适度合理运动可以带来轻度的运动疲劳，但在经过一段时间恢复后，疲劳感会基本消失，这时你会感觉整个人神清气爽，很舒服，这就是运动所带来的内啡肽效应。内啡肽作为一种愉悦激素，可以给人带来良好的感觉，而运动可以促进内啡肽的分泌。运动后有轻微疲劳感，微微出汗，出汗量不大，运动结束后的那顿正餐胃口好，晚上睡眠良好，是运动适量的表现。而如果运动后疲劳感久久不消失，甚至有恶心呕吐的感觉，运动时出汗量很大，运动结束后几个小时过去了，还是没胃口，晚上睡眠不好往往是运动过量或者身体不适应运动负荷的表现。

（2）第二天晨脉

晨脉是指清晨醒来，还没有起床时的脉搏。晨脉是反映运动前一天运动负荷是否适量的重要指标。如果晨脉相比前一天明显加快，每分钟增加 10～12 次以上，这说明前一天运动负荷过大，身体疲劳没有充分消除。在这种情况下，当天就应该减量运动或者暂停运动。建议慢病人群要养成清晨醒来测量晨脉的习惯。

7. 居家锻炼一般注意事项

出门运动，大家一般都会穿好运动服、运动鞋，而居家锻炼，大家往往穿着居家服、睡衣、拖鞋就开始运动了，这不仅缺乏仪式感，也不利于安全运动，所以在家庭环境仍然有一些基本注意事项，包括：

①除非某项运动比如瑜伽特别要求赤脚进行，一般情况下，需要穿好运动服、运动鞋进行运动。首先，这会给人强烈的即将开始运动的心理暗示，有助于身体状态的调动；其次，运动服具有快干排汗的作用，运动时穿着的舒适性大大高于棉质睡衣；最后，居家环境多数都是地砖或者地板，如果赤脚或者穿拖鞋运动非常滑，而穿运动鞋则可以有效避免滑倒，提升运动效率。所以居家锻炼切记不要穿睡衣和拖鞋进行。

②运动中要注意补水，出门运动随身带水不方便，但居家锻炼就大大方便了补水，建议大家准备一杯温开水，每运动20分钟喝水200毫升，大约1～2口，这样可以避免口干舌燥。1小时以内的运动喝白开水足矣。

③如果做一些跳跃性运动，要注意扰民问题，避免给邻居带来困扰。

（三）常见居家锻炼方式介绍

1.原地走有氧锻炼操

（1）简介与作用

走路是最基本的人体运动，也是强度适中，几乎适合所有人的基本健身运动。

每天保证一定时间步行对于慢病人群具有促进新陈代谢，

保持和提高心肺功能，放松身心的作用，且步行对于血糖、血脂、血压等多项生理指标和代谢指标均具有良好作用，是几乎适合所有慢病人群的基础性运动手段。

在居家环境中，可以通过原地走有氧锻炼操替代室外步行，从而实现和室外步行接近的锻炼效果。

（2）基本动作

摆臂：可左右摆臂，也可前后摆臂。

抬腿：抬腿高度比正常走路稍高。

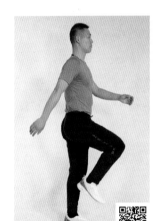

（3）基本要求

强度控制：通过控制摆臂的幅度和抬腿的高度，就可掌控难易程度。

拓展功能性走的方法及功效：

转腰走：加强腰部活动度和灵活性，可提高平衡能力；

拍肩走：拍打肩部刺激肩部肩井穴位，起舒缓颈部疲劳的作用；

拍胸走：拍打胸外侧附带拍打腋下淋巴结，活跃身体的免疫功能；

拍外膝：拍膝外侧刺激足三里穴位，可改善肠胃功能；

踮脚走：提踵、脚前掌蹬地，锻炼小腿肌肉，可预防久坐造成的静脉曲张；

跑跳走：向上蹬起跳离地面，加大活动量，增加能量消耗，对提高心肺功能、减肥，效果更加显著。

（4）注意事项

挺胸收腹，两眼平视前方；

落地缓冲，不要变成踩地板，避免下肢受到过大冲击力；

主要以基本的原地走为基础，各种功能性走可穿插其中，适可而止。

（5）适应症

慢性阻塞性肺疾病、高血压、糖尿病、高血脂、冠心病、骨质疏松、肥胖症。

2. 原地跑

（1）简介与作用

跑步与步行一样，都是最基本的人体运动。跑步由于存在双脚腾空期，所以相比步行，强度显著增加，能产生更多的能量消耗，有利于燃烧脂肪，是减肥的最佳运动之一。跑步可以有效发展心肺耐力和下肢肌肉耐力，促进心理健康，跑步对于血糖、血脂、血压等多项生理指标和代谢性指标均具有良好作用。但由于强度较高，适合体能相对较好的轻症慢病人群，也适合肥胖人群。在居家环境中，可以通过原地跑代替室外跑步，从而实现和室外跑步接近的锻炼效果。

（2）基本动作

步频 160 步 / 分原地小步跑；步频 170 步 / 分原地小步跑；步频 180 步 / 分原地小步跑；垫步高抬腿；模拟普通跳绳；模拟左右脚交替跳绳；开合跳；后踢腿原地跑。

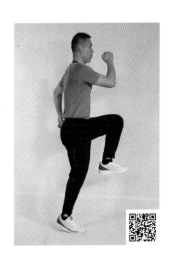

（3）基本要求

挺胸收腹，两眼平视前方；

屈肘 90°，半握拳，摆臂时前不露肘，后不露手，向前

摆臂时不要超过身体正中线;

室外跑步大部分人会采用脚跟着地,但原地跑应当采用前脚掌着地;

步频越快,摆臂频率越快,强度相对越高。

（4）注意事项

着地声音越轻,缓冲效果越好,不要采用脚跟着地,避免下肢受到过大冲击力;

腾空高度不宜过大,这样较为费力,落地时受到的冲击也较大。

（5）适应症

慢性阻塞性肺疾病、高血压、糖尿病、高血脂、冠心病、骨质疏松、肥胖症。

3. 力量锻炼

（1）简介与作用

适合居家进行的力量锻炼包括徒手力量锻炼、利用家庭小物件（米袋、油壶、水瓶等）的力量锻炼、弹力带力量锻炼,力量锻炼可以增强肌肉力量,提高基础代谢。力量的增强对于慢病人群提升生活质量、增强日常生活活动能力具有重要意义,同时力量锻炼还有助于增加骨密度,是特别适合骨质疏松人群的运动。

（2）基本动作

无论是徒手力量锻炼，还是利用家庭小物件（米袋、油壶、水瓶等）力量锻炼，亦或是弹力带力量锻炼，基本可以分为上肢训练和下肢训练。上肢训练主要增强胸大肌、背阔肌、肱二头肌、肱三头肌、斜方肌等肌肉力量，下肢训练则主要增强臀大肌、股四头肌、小腿三头肌肌肉力量。徒手力量训练基本动作包括俯卧撑、肩胛骨后缩、臂屈伸、下蹲、提踵、硬拉等；利用家庭小物件力量锻炼基本动作包括前臂弯举、肩上推举、头后臂屈伸、俯身划船、下蹲、硬拉、提踵等；弹力带力量锻炼基本动作包括水平扩胸、对角扩胸、水平前推、前平举、侧平举、前臂弯举、俯身飞鸟等。

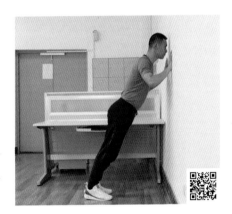

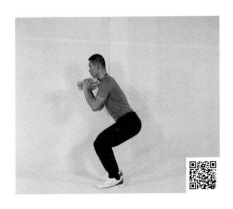

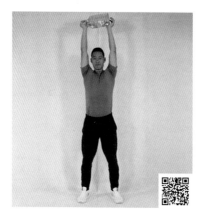

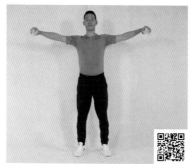

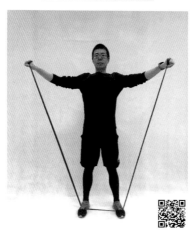

（3）基本要求

完成动作时保持挺胸收腹，腰背挺直；

在完成关节动作时，任何关节都不要出现过伸现象，以免对关节造成损伤；

下肢锻炼时膝盖不要超过脚尖，膝盖不要内扣；

完成动作时不要憋气，保持自然呼吸；

每次练习6~8个动作，每个动作完成2组，每组12次左右就能取得良好的锻炼效果；

每组动作中间休息30秒至1分钟左右。

（4）注意事项

慢病人群要根据个人情况选择适合的动作；

任何动作都要以不产生疼痛为度，如果完成动作时有疼痛，就应该立即停止该动作；

训练时头不要低于心脏平面。

（5）适应症

高血压、糖尿病、高血脂、冠心病、骨质疏松、肥胖症。

4. 八段锦

（1）简介与作用

八段锦，最早起源于北宋，流传至今有近千年的历史。它之所以被称作"锦"，是形容其优美华丽。正如明代高濂在其所著《遵生八笺》中"八段锦导引法"所讲："子后午前做，造化合乾坤。循环次第转，八卦是良因。"八段锦动作简单，优美大方，动作名称里包含了动作方法和功效，又因各节对应了不同部位，其功效全面，可缓解肩颈疼痛、调理三焦、强腰固肾；通过松紧动作变换，可降低外周血管的阻力，调节血管弹性，具有较好的防治心血管疾病的作用，突出体现了调身、调息、调心的特点。

（2）基本动作

八段锦一共有八节，分别为：第一节 双手托天理三焦；第二节 左右弯弓似射雕；第三节 调理脾胃须单举；第四节 五劳七伤往后瞧；第五节 摇头摆尾去心火；第六节 双手攀足固肾腰；第七节 攒拳怒目增气力；第八节 提踵颠足百病消。

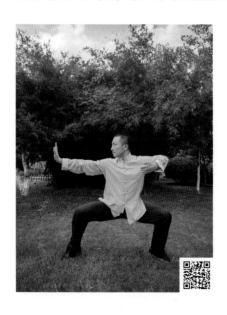

（3）基本要求

八段锦可以整套练习，也可每节单独练习，不受场地的限制，适合不同年龄层次的人们练习。练习时要求动作准确，缓慢连贯，并配以细匀深长的腹式呼吸，特别是动作练习时要求松紧结合，方能体现出八段锦的独特健身功效。

（4）注意事项

练习时动作要与呼吸协调配合，不要憋气。

动作幅度要根据个人情况来定，不要超过自己的极限，如第二节、第五节下蹲的幅度。

练习时要注意匀速，如第六节，老年人在练习时，俯身可以高一些，起来应注意以臂引身，勿头部快速起来，防止忽然起身导致供血不足。

第八节练习时注意提踵的高度，下落时紧闭牙关，防止颠足时的过大冲击。

（5）适应症

肩颈不适、腰背酸痛、慢性阻塞性肺疾病、高血压、骨质疏松。

5. 五禽戏

（1）简介与作用

华佗编创五禽戏的记载最早见于西晋时陈寿的《三国志·华佗传》："吾有一术，名五禽之戏，一曰虎，二曰鹿，三曰熊，四曰猿，五曰鸟。亦以除疾，并利（蹄）足，以当导引。"五禽戏是中国传统导引的代表，以仿生学的运用为鲜明特色，集中体现了中华文化"天人合一"之理念。流传至今，现存的五禽戏有较多版本，2003 年国家体育总局健身气功管理中心组织专家，在传统五禽戏的基础上进行了创编，并全面推广，深受大家的喜爱。通过练习五禽戏可以提高心肺功能，增强肌肉力量，强健骨骼，改善身体柔韧性，缓解颈肩腰背痛。除此以外，五禽戏还能舒缓紧张情绪、促进心理健康等作用。

（2）基本动作

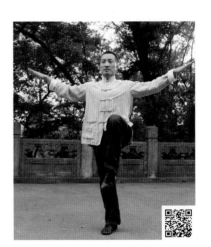

五禽戏，顾名思义为五种动物之戏，每戏两个动作，共有 10 个动作。

第一戏 虎戏：第一式 虎举；第二式 虎扑。

第二戏 鹿戏：第三式 鹿抵；第四式 鹿奔。

第三戏 熊戏：第五式 熊运；第六式 熊晃。

第四戏 猿戏：第七式 猿提；第八式 猿摘。

第五戏 鸟戏：第九式 鸟伸；第十式 鸟飞。

（3）基本要求

练习五禽戏时，首先调匀呼吸，排除杂念，周身放松。

练习时在动作准确的基础上，应缓慢、连贯，并尽量使动作与呼吸相协调。

体悟每一戏的意境，如虎之威猛，鹿之轻灵，熊之稳重，猿之敏捷，鸟之翱翔，使身心相得益彰，体悟五禽戏仿生魅力。

（4）注意事项

五禽戏可以全套练习，也可根据个人喜好和身体情况进行单式练习。

练习时不要憋气，可根据各人的呼吸深度来完成动作。

动作幅度根据个人情况来定，注意动作幅度，如鸟戏鸟飞动作的抬腿等，不要超过自己的极限，量力而行。

（5）适应症

慢性阻塞性肺疾病、高血压、高血脂、骨质疏松。

6. 站桩

（1）简介与作用

站桩是进行健身气功、太极拳等传统功法练习的基础姿势，可以在练习功法前练习，也可单独练习。站桩时要求身体中正、宁心静气、身心合一，此时大脑皮层处于保护性抑制状态，可使皮层与皮层下神经的功能协调统一，优化大脑活动节奏，增强功能有序性，加快细胞修复；俗话说，痛则不通，通过站桩，可以内视身体不通畅的部位，进而激发身体的自我调整和修复，或进行下一步的主动康复，促进机体功能的完善；

通过站桩，可以促进与自然的信息能量交换，使心火下降，肾水上升，水火相济，身体处于和谐状态。

（2）基本动作

站桩是一个动作也是一种状态。两脚开立与肩同宽，两腿微屈，两臂弯曲随两掌合抱于腹前，两掌高度有高低两种，低时与丹田同高，高时与膻中穴同高。

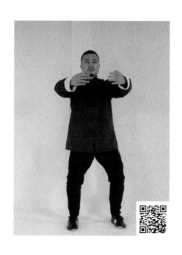

（3）基本要求

身体处于中正位的平衡状态，头正项直百会顶，含胸拔背收腰敛臀，两膝微屈。

排除杂念，心平气缓，凝神炼气。

（4）注意事项

站桩时屈膝的高度根据自身情况决定，膝盖不要超过脚尖。

老年人练习时，尤其是有高血压的患者练习时，建议两掌与丹田同高度。

开始时依照自身的能力来选择站桩的时间长短，短时可以1分钟，长时可以半个小时，注意循序渐进坚持练习就可收效。

（5）适应症

身体乏力、周身不适、失眠、头痛、慢性阻塞性肺疾病、高血压、骨质疏松。

7. 二十四式太极拳

（1）简介与作用

太极拳是中国传统文化的瑰宝，结合了古代的导引术和吐纳术，吸取了古典哲学和传统中医理论而形成的一种圆活连贯、刚柔相济、内外兼练的拳术，具有极高的健身价值和丰富的文化内涵，深受人们的喜爱。为了更好地推广太极拳，1956年国家体委组织部分专家在传统杨式太极拳的基础上，选取了二十四个经典动作，编写了二十四式太极拳。通过练习，可以提高身体的平衡能力，有效地防跌倒及骨质疏松；提升呼吸系统功能，可有效地防治慢阻肺病；提高全身的协调性，提升免疫力，长期练习对于心肺功能的改善具有良好效果。

（2）基本动作

二十四式太极拳共有24个动作：一、起势；二、左右野马分鬃；三、白鹤亮翅；四、左右搂膝拗步；五、手挥琵琶；六、左右倒卷肱；七、左揽雀尾；八、右揽雀尾；九、单鞭；十、云手；十一、单鞭；十二、高探马；十三、右蹬脚；十四、双峰贯耳；十五、转身左蹬脚；十六、左下势独立；十七、右下势独立；十八、左右穿梭；十九、海底针；二十、闪通臂；二十一、转身搬拦捶；二十二、如封似闭；二十三、十字手；二十四、收势。

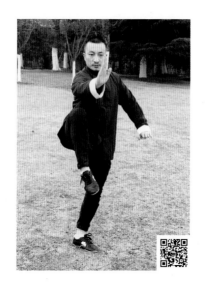

（3）基本要求

太极拳练习大都是屈膝下蹲的状态下进行的，除要保持身体稳定以外，还要求虚灵顶劲、沉肩坠肘、含胸拔背、松腰敛臀。同时做到心静体松，呼吸"细、匀、深、长"，整套练习势势相连，虚实分明。

每天均可练习，建议每次连续练习3～5遍，也可视情况增减遍数。

（4）注意事项

练习时，屈蹲的高度根据自身情况决定，动作尽量与呼吸相协调。

（5）适应症

肩颈不适、慢性阻塞性肺疾病、高血压、糖尿病、冠心病、骨质疏松、肥胖症。

8. 降压舒心操

（1）简介与作用

降压舒心操是根据中医"平肝息风"理论，以穴位按摩为主，配合肢体动作的康复健身方法。降压舒心操属于低强度有氧运动，具有降压、醒脑、镇痛、舒心、安神之功效。尤其加以调理气息，有助于改善降压，同时改善呼吸功能。

（2）基本动作

降压舒心操包括自我按摩和降压舒心操两部分内容。自我按摩又分为头功、耳功和对症按摩；降压舒心操部分包括起势呼吸、摇橹、托天呼吸、左右揽雀尾、平血呼吸、捶背、联合呼吸、拍心、丹田呼吸 9 部分内容。

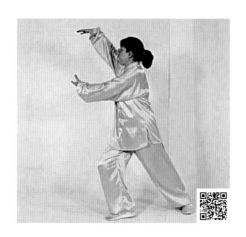

（3）基本要求

训练时要求姿势自然端正，全身肌肉放松。

注重吸气、呼气与动作配合，做扩胸运动、上肢上举动作时需吸气，反之含胸、肢体放下时需呼气。

动作缓慢而舒展，强调深吸、深呼，练习时必须配合意念静、松、降。

（4）注意事项

自我按摩是降压舒心操的重要环节，其中耳功部分需注意血压正常者在相应穴位来回按摩，而血压降低者需由下向上按摩。

自我按摩时不宜穿太多衣服，以免影响效果；其中拍心环节的拍打的轻重以自我感觉舒适为宜。

降压舒心操所有环节均要注意吸气、呼气缓慢，动作柔和。

整套操结束后不宜立即就坐，需做适当整理活动，防止引起血压降低的不适反应。

（5）适应症

高血压、冠心病、慢性阻塞性肺疾病。

9.广播体操（第八套、第九套）

（1）简介与作用

广播体操在我国素有"国操"之美誉，从1951年第一套广播体操诞生至今，已正式推出九套。第八套广播体操于1997年正式推出，堪称经典，至今仍被广泛练习。第九套广播体操于2011年推出，创编时即充分考虑到当前人们日常频繁使用电脑、手机等电子产品，以及久坐的情况，有针对性地设计了动作组合，能有效锻炼不常调动的小肌肉群。总体而言，广播体操可以充分活动全身关节，刺激心肺，锻炼肌肉，调节神经系统功能，非常适合慢病人群居家锻炼。

（2）基本动作

第八套和第九套广播体操均是8节，名称相同但动作不同。

第一节 伸展运动；第二节 扩胸运动；第三节 踢腿运动；第四节 体侧运动；第五节 体转运动；第六节 全身运动；第七节 跳跃运动；第八节 整理运动。

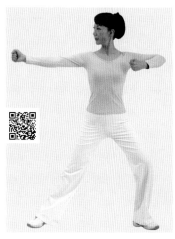
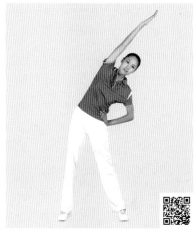

（3）基本要求

完成动作时挺胸收腹，保持良好体态。

保持自然呼吸，不要憋气。

要注意动作与音乐的配合。

应当尽可能做到全幅度运动，避免只是比划动作模样，这样才能取得锻炼效果最大化。

（4）注意事项

应当做好充分准备活动，动物幅度由小到大，特别是头颈部动作不宜过猛、过快，避免肌肉的拉伤和关节的损伤。

虽然动作做得越标准越规范，锻炼效果越好，但由于慢病人群是特殊群体，要根据个人能力实际情况，选择适合自己的动作幅度，比如跳跃运动强度较大，避免进行超出自身能力范围的跳跃。

一般性锻炼选择第八套广播体操，第九套广播体操强度比第八套稍大，适合体力较好的人群，同时也较为适合伏案工作人群。

（4）适应症

慢性阻塞性肺疾病、高血压、糖尿病、高血脂、冠心病、骨质疏松、肥胖症。

10. 瑜伽

（1）简介与作用

瑜伽源于印度。瑜伽（Yoga）一词来源于古印度古典时期，有"融合""统一"等含义。瑜伽强调自我控制，通过如何控制肌肉收缩、肌肉放松，又如何控制精神的集中和放松，最后达到一种自如的状态。作为东方体育的经典代表，瑜伽被很多人认为是拉伸训练，其实这是对瑜伽很片面的认识。瑜伽绝不仅仅是简单的拉伸训练，瑜伽是包含力量运动、有氧运动、拉伸运动在内的整合性运动，对于身体具有全方位的益处，同时也能很好地调节情绪。瑜伽动作舒缓，非常适合慢病人群。

（2）基本动作

考虑到慢病病人实际情况，本书所选取的瑜伽锻炼动作都是较为经典和安全、不涉及过度关节挤压或是关节负荷的动作。这些动作包括：

双腿后背延展式；船式；虎式平衡；门闩式；风吹树式；

树式平衡；战士二式。

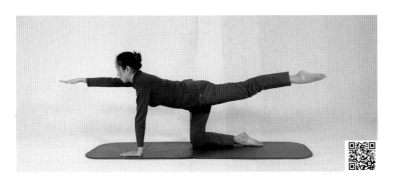

（3）基本要求

瑜伽体式往往呈现非常大的关节活动范围，但不能将能否执行标准体式或者完成这些体式作为锻炼效果评价的依据。不顾个人能力强行进行一些高难度动作，不仅达不到锻炼目的，反而可能会引发运动损伤。瑜伽动作只要尽力即可，达不到标准体式也不代表没有锻炼效果。瑜伽动作非常重视呼吸的运用，在进行瑜伽训练时至少要做到不憋气，保持自然正常的呼吸。

（4）注意事项

过度扭曲、弯曲和挤压脊柱的瑜伽运动如上犬式，不适合骨质疏松症人群。

任何体式都要根据个人情况量力而行，如果达不到所谓标准动作幅度时，不要强行进行，尽力即可。

高血压人群，不要做头低于心脏平面的动作如下犬式。

（5）适应症

慢性阻塞性肺疾病、高血压、糖尿病、高血脂、冠心病、骨质疏松、肥胖症。

四

慢病人群居家锻炼

（一）慢性阻塞性肺疾病（COPD）

慢性阻塞性肺疾病（COPD）是一种具有气流阻塞特征的慢性支气管炎和（或）肺气肿，可进一步发展为肺心病和呼吸衰竭的常见慢性疾病。与有害气体及有害颗粒的异常炎症反应有关。

COPD 的诊断标准：慢性咳嗽、咳痰、进行性加重的呼吸困难及有 COPD 危险因素的接触史（即使无呼吸困难症状）。确诊需要借助肺功能检查，当 FEV1/FVC < 70% 可以确认存在不能完全可逆的气流受阻。功能分级包括 I 级（轻度）FEV1 ≥ 80% 预计值，II 级（中度）50% ≤ FEV1 < 80% 预计值，III 级（重度）30% ≤ FEV1 < 50% 预计值，IV 级（极重度）FEV1 < 30% 预计值或 FEV1 < 50% 预计值伴呼吸衰竭。

1. 运动对于慢性阻塞性肺疾病的意义及其作用机制

长期规律的运动锻炼可通过改善骨骼肌功能以及心肺适应性有效提高慢阻肺患者的运动耐量，改善活动性呼吸困难，进而改善慢阻肺患者的活动能力，提高患者的生活质量。

运动改善慢阻肺的机制：可通过增强肌肉有氧代谢能力，增加肌力，提高肌肉耐力；减少乳酸水平、减低每分钟通气量及通气需求；增加每搏输出量、减低心率，从而改善心肺功能。

2. 慢性阻塞性肺疾病人群如何选择居家锻炼方式

慢阻肺居家锻炼首推中国传统锻炼功法——五禽戏和呼吸训练，有氧运动和适度的力量训练也是必要的，能够提升慢阻肺患者的心肺耐力及肌肉力量，但力量训练负荷过大或者动作不正确则有可能导致慢阻肺患者受到运动损伤。

（1）五禽戏

推荐指数：★★★★★

推荐理由：中国传统健身气功强调身心统一，动作幅度、方向变化、节奏韵律与肢体间协调，注重动作与呼吸的配合，可以有效调理呼吸机能，有效地改善稳定期慢性阻塞性肺疾病患者的肺功能和呼吸困难症状。

（2）呼吸训练（缩唇呼吸＋腹式呼吸）

推荐指数：★★★★★

推荐理由：动作简单易学，操作方便。呼气时缩起嘴唇，可避免因呼气过快引起的小气道过早关闭、肺泡内含二氧化碳残气过多的弊端。

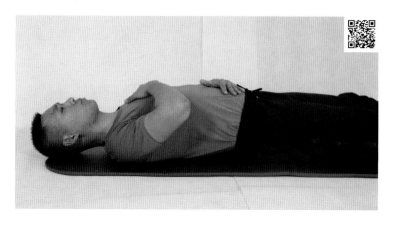

（3）原地走有氧锻炼操

推荐指数：★★★★★

推荐理由：动作简单易学，可根据步速和时间调节运动强度，动员大肌群进行有氧运动的同时结合运动中的呼吸调节，改善心肺功能。

（4）瑜伽

推荐指数：★★★★★

推荐理由：通过轻柔舒缓的动作及深呼、深吸，放松精神、调节呼吸。主要发挥其拉伸效果，可放在原地走有氧锻炼操和力量训练的前后进行，起到准备活动和整理活动的目的。

（5）力量训练

推荐指数：★★★★☆

推荐理由：操作方便，运动负荷适中，可进行大肌群的力量训练，也可针对性地辅助呼吸肌群锻炼，有效提升慢阻肺患者呼吸肌群力量。

3. 注意事项

①慢阻肺患者进行运动时，注意运动与呼吸模式相结合，肢体伸展时吸气，肢体放松收回呼气。

②进行呼吸肌群力量锻炼时，不要憋气或者屏息，运动时都要保持一定的呼吸节律。

③呼吸训练做到鼻吸口呼，适当延长呼气时间。

④慢阻肺患者的运动锻炼强度以出现轻度至中度气短、气促为宜，不应出现明显气短、气促或剧烈咳嗽。

（二）高血压

高血压是指以收缩压和（或）舒张压增高为主要特征，后期可伴有心、脑、肾等器官损害的临床综合征。高血压是我国居民最常见慢性病之一，患病率较高，是我国居民健康头号杀手。

高血压诊断标准是收缩压 ≥ 140mmHg 和（或）舒张压 ≥ 90mmHg。2017 年美国心脏学会将高血压标准由以往的 140/90mmHg 下调为 130/80mmHg，其目的是引发人们对于血压的关注，倡导积极健康的生活方式从而预防血压升高，但我国目前临床诊断标准仍然是 140/90mmHg。

1. 运动对于高血压的意义及其作用机制

运动对于高血压具有明确即时的降压效果，运动对于高血压人群的意义包括：发挥辅助降压效果，提升体适能水平，延缓疾病进展，减少并发症发生，提高生活质量。所以运动是高血压人群不可或缺的重要非药物辅助治疗手段。

运动降低血压的机制：调节大脑皮层及皮层下的血管运动中枢的功能状态，影响交感神经兴奋性，促进外周血管扩张，改善血管内皮功能，影响体重、脂代谢、糖代谢这些与高血压相关的危险因素，促进情绪放松等。

2. 高血压人群如何选择居家锻炼方式

高血压人群的居家锻炼首推有氧运动，以及促进情绪放松的运动，适度的力量训练不仅是安全的，同时也具有明确的降压效果，但力量训练负荷过大或者动作不正确则有可能导致血压短暂升高。

（1）原地走有氧锻炼操

推荐指数：★ ★ ★ ★ ★

推荐理由：简单易行，适合绝大多数人，但需要持续一定时间才能发挥降压效果。

（2）瑜伽

推荐指数：★ ★ ★ ★ ★

推荐理由：通过轻柔舒缓的动作及呼吸调节，可以放松精神压力。

（3）八段锦

推荐指数：★ ★ ★ ★ ☆

推荐理由：八段锦强调身心统一，舒缓的动作结合心理调节，可以有效降低血压。

（4）降压舒心操

推荐指数：★★★★☆

推荐理由：动作简单易学，操作方便，运动时使大脑中枢处于保护性抑制，从而使血液中的儿茶酚胺等物质减少，血管的外周阻力下降，动脉管壁顺应性降低，达到降压的目的。

（5）二十四式太极拳

推荐指数：★★★☆☆

推荐理由：大量研究证实太极拳具有明确的降压效果，同时太极拳强调身心统一，除了太极拳本身的动作所带来的降压益处，它也能改善情绪紧张，进一步提升降压效果。

3. 注意事项

①锻炼前最好测量血压，当血压超过 180/110mmHg 暂停运动，以休息为主。

②如果感觉头晕、头痛、身体不适建议暂停运动或仅仅只做一般性活动，不进行剧烈运动。

③高血压人群进行中等强度运动最为适宜，亦即感觉心跳呼吸加快、微微出汗，但在运动时可以自如说话。

④不要做头低于心脏平面的动作，比如瑜伽的下犬式，可能会引发不适。

⑤不要憋气或者屏息，在进行任何运动时都要保持正常呼

吸，特别是在进行力量锻炼时。

（三）糖尿病

糖尿病是由于胰岛素分泌和（或）作用缺陷引起的以慢性血葡萄糖（血糖）水平增高为特征的代谢疾病，后期可伴有眼、肾、心脏、血管、神经等并发症。

排除应急状态，出现多食、多饮、多尿和体重减轻的症状，结合以下指标中任意一条，可诊断为糖尿病：

①空腹血糖 ≥ 7.0mmol/L(126mg/dl)。空腹指至少 8 小时无热量摄入。

②口服葡萄糖耐量试验 2h 血糖 ≥ 11.1mmol/L(200mg/dl)。试验应按照世界卫生组织的标准进行，葡萄糖负荷使用的是 75g 无水葡萄糖并溶于水中口服。

③患者表现为高血糖典型症状，随机血浆葡萄糖 ≥ 11.1mmol/L(200mg/dl)。如果没有明确的高血糖，应进行重复测试以确诊。

1. 运动对于糖尿病的意义及其作用机制

运动是糖尿病管理的重要内容，适宜运动对于高血糖人群具有降低血糖的效果，还可提高患者的体适能水平，延缓疾病发展进程，减少并发症发生，提高生活质量。

运动降低血糖主要是因为长期规律的运动可以改善机体代谢调节能力，提高胰岛素敏感性，使肌肉和脂肪组织对血糖的利用增多，减少肝葡萄糖生成，增加机体对血糖的控制。

2. 糖尿病人群如何选择居家锻炼方式

低、中强度的有氧运动是糖尿病居家锻炼的最佳选择，力量训练和伸展运动也是绝大多数糖尿病患者的运动方式。

（1）原地跑

推荐指数：★★★★★

推荐理由：简单易行，运动靶强度很快达到，适合绝大多数人。

（2）广播体操（第八套、第九套）

推荐指数：★★★★★

推荐理由：科学简便，强度适中，节奏明快，适合全身运动。

（3）原地走有氧锻炼操

推荐指数：★★★★★

推荐理由：简单易学，场地不限，强度易通过步速和时间控制。

（4）八段锦

推荐指数：★★★★☆

推荐理由：中国传统功法强调身心统一，舒缓的动作结合心理调节，不受场地局限，简单易学，节省时间。

（5）力量训练

推荐指数：★★★★☆

推荐理由：动作有针对性，操作方便，可以充分利用家中物品进行锻炼，促进血糖向肌糖原的转化。

3. 注意事项

①各种急性感染、心功能不全、糖尿病、肾病、严重的眼底病变、明显酮血症、酸中毒等病人不适宜进行。

②运动中易低血糖者，减少运动前胰岛素剂量，并随身携带糖果。

③服用降糖药后，在药物浓度高峰期避免进行锻炼。

④运动后注意做好放松，并进行血糖监测。

⑤低、中等强度运动最为适宜，也即感觉心跳呼吸加快、微微出汗，运动时可以自如说话。避免进行短时间高强度运动，这类运动会引起血糖升高。

⑥如进行有氧运动结合力量锻炼，应每周力量锻炼 2 ~ 3 次，有氧运动每周 3 ~ 5 次，切忌过量运动。

（四）血脂异常

血脂异常是人体内脂蛋白的代谢异常，主要包括总胆固醇和低密度脂蛋白胆固醇、甘油三酯升高和（或）高密度脂蛋白胆固醇降低等。血脂异常是导致动脉粥样硬化的重要因素之一，是冠心病和缺血性脑卒中的独立危险因素。

血脂异常诊断标准：当血液中总胆固醇 ≥ 6.2mmol/L

（240mg/dl）、低密度脂蛋白 ≥ 4.1mmol/L（160mg/dl）和（或）甘油三酯 ≥ 2.3mmol/L（200mg/dl）为血脂升高；高密度脂蛋白 < 1.0mmol/L（40mg/dl）为血脂升高。血脂理想水平则为低密度脂蛋白 < 2.6mmol/L（100mg/dl）和非高密度脂蛋白 < 3.4mmol/L（130mg/dl）。

1. 运动对于血脂异常的意义及其作用机制

运动对于高血脂的人群具有调节血脂的作用，无论是一次性运动还是长期的运动锻炼均可增强体内一些酶的活性，促进胆固醇的分解，减少高密度脂蛋白（HDL）的分解，有效地降低高血脂发生的危险因素。运动通过降低总胆固醇、减少脂肪、减轻体重、从而达到改善身体质量指数（BMI）的目的，同时改善了动脉粥样硬化和心血管疾病的发生。

2. 血脂异常人群如何选择居家锻炼方式

规律运动是改善血脂异常有效且必要的居家锻炼方式，通常以增加能耗、减轻体重为目的的有氧运动为主，抗阻和柔韧性练习为辅。

（1）广播体操（第八套、第九套）

推荐指数：★★★★★

推荐理由：增加能耗的有氧运动，强度适中，节奏鲜明，具有感染力，促进大肌群活动，可以在训练的同时调节心理。适合绝大多数人，但必须持续一段时间才可以具有减脂效果。

（2）原地跑

推荐指数：★★★★★

推荐理由：简单易学的有氧运动，可根据身体情况调节运动节奏和时间。

（3）力量训练

推荐指数：★★★★☆

推荐理由：通过借助家庭中常用小物品或者弹力带进行小强度多次的抗阻训练，减脂的同时增加肌肉耐力，灵活性较高，简单易行，适用于需要加强肌力人群的减脂训练。

（4）二十四式太极拳

推荐指数：★★★★☆

推荐理由：中国传统健身方法，可以达到一定的训练强度，动作缓慢，适用于有心肺疾患的人群减脂运动。

（5）瑜伽

推荐指数：★★★☆☆

推荐理由：是很好的牵伸运动，适合久坐高血脂人群运动前的准备活动，长期锻炼能起到一定的减脂效果。

3. 注意事项

①血脂异常的人群须根据是否伴有其他疾病，选择适宜自己的运动方式；尤其是患有高血压的血脂异常人群，运动前后

注意监测血压，如果安静时收缩压超过 180mmHg，或者舒张压超过 105mmHg，应暂停运动。

②通常可以采用 40% ~ 70% 最大摄氧量储备或心率储备的运动强度进行，推荐 RPE 不高于 15。

③运动过程中如果出现胸闷、头晕等不适症状，应该减慢速度，逐渐停止运动。

④弹力带训练推荐小强度多次进行，避免憋气运动。

（五）冠心病

冠状动脉粥样硬化性心脏病 (Coronary Atherosclerotic Heart Disease , CHD) 是指冠状动脉发生粥样硬化引起官腔狭窄或闭塞，导致的心肌缺血缺氧或坏死而引起的心脏病，简称冠心病。

冠心病的诊断标准：主要是依据病史结合无创检查，或者直接通过冠脉造影明确诊断及判断病情程度。具体包括：

①症状：发作时出现典型的心绞痛；

②心电图：如果有 ST-T 改变符合心肌缺血时，特别是在疼痛发作时检测出，支持心绞痛诊断；

③心电图平板运动试验；

④冠脉 CT；

⑤冠脉造影：血管狭窄 50% 以上，影响血液供应，导致心肌灌注不足，可确诊；血管狭窄 50% 以下，诊断为冠状动脉硬化。

1. 运动对于冠心病的意义及其作用机制

运动对冠心病的作用机制目前研究很多，适宜的运动可以改善冠状血管平滑肌细胞的钙调控作用。长期合理的运动锻炼在一定程度上可促进冠状动脉侧支循环的形成，可以使心功能不全患者泵血功能提升，加强冠心病患者中枢心血管与周围心血管的生理适应性。此外，运动锻炼可在一定程度上阻碍血小板的聚集，通过降低血液粘稠度，有效改善血液循环，从根本上降低心血管疾病的发生率，同时减少复发，改善预后。

2. 冠心病人群如何选择居家锻炼方式

为冠心病患者制订运动康复方案时，应考虑下列因素：运动能力、缺血阈值或心绞痛阈值、心理障碍、职业或非职业需求、肌肉骨骼的局限性、肥胖、之前的体力活动水平和患者目标有氧运动等。根据美国运动医学会推荐的冠心病患者运动计划主要包括以下 3 个方面：有氧运动、抗阻练习和柔韧性练习。

（1）原地走有氧锻炼操

推荐指数：★★★★★

推荐理由：简单易行，根据步速和时间控制运动强度，每阶段间歇调节身体恢复，适合大多数冠心病患者的运动方式，但需要持续一定时间才能发挥改善心肺功能的效果。

（2）降压舒心操

推荐指数：★★★★★

推荐理由：强度适中，通过中医按摩结合身体运动的方式进行锻炼，降低血压的同时，减轻心脏负荷。

（3）八段锦

推荐指数：★★★★★

推荐理由：中国传统健身气功强调身心统一，舒缓的动作结合心理调节，可以有效改善心肺功能。

（4）瑜伽

推荐指数：★★★★☆

推荐理由：在有氧锻炼或者力量锻炼之前通过几个简单的瑜伽动作，拉伸练习结合呼吸调节起到准备活动的作用；运动后可再结合瑜伽动作，达到放松机体、调节身心的目的。

（5）力量训练

推荐指数：★★★☆☆

推荐理由：借助家庭中器械进行的力量训练，尤其不能忽视大肌群力量训练有效改善血液循环的作用，动作简单易学，操作方便。

3. 注意事项

①运动前后避免情绪激动、精神紧张，因其可增加儿茶酚胺水平，诱发心律失常和心肌缺血。

②运动前不宜饱餐，饱餐后心脏负荷加重，人体血液供应重新分布，使内脏血流量增加，而心脏供血相对减少，从而引起冠脉供血不足。

③运动要循序渐进，开始以低强度短时间进行，可重复数

次。适应后可根据机体情况做适当调整。

④运动要注意季节、气候、气温的变化，尤其冬春季是冠心病、心肌梗塞的发病高峰期，运动的室内要避免寒冷刺激。

⑤运动应于上午十时后进行，尤其在寒冷季节，要避免在过冷过热的环境中进行。

⑥运动后不要进行冷水浴或者长时间热水浴，尤其心肌梗死患者更应注意。

⑦不做头低于心脏平面的动作，比如瑜伽的下犬式，可能会引发不适，应尽量避免。

⑧不要憋气或者屏息，在进行任何运动时都要保持正常呼吸，特别是在进行力量锻炼时。

（六）骨质疏松

骨质疏松是以骨量减少为特点的代谢性骨病变。多见于绝经后女性和老年男性。以骨骼疼痛、易于发生脆性骨折为特征，常常以骨折作为首发症状，是严重影响人们生活质量和日常生活活动能力的疾病，又被称为"沉默的杀手"。

以 BMD（骨密度）或 BMC（骨矿含量）值对骨质疏松症进行分级诊断：正常为 BMD 或 BMC 在正常成人骨密度平均值的 1 个标准差（SD）之内；骨质减少为 BMD 或 BMC 较正常成人骨密度平均值降低 1 ~ 2.5 个标准差；骨质疏松症为 BMD 或 BMC 较正常成人骨密度平均值降低 2.5 个标准差以上。

1. 运动对于骨质疏松的意义及其作用机制

运动通过不断的肌肉收缩，会对肌肉附着的骨骼增加机械负荷，而这种机械负荷可以有效刺激骨细胞生成，阻止骨质流失，这是运动辅助治疗骨质疏松的最主要机制。运动本身还可以通过增强力量、灵敏度、提高协调性和平衡能力来预防跌倒、撞击引发的骨折。因此运动对于骨质疏松症人群具有明确的康复效果，是骨质疏松症重要的非药物治疗手段。

2. 骨质疏松症人群如何选择居家锻炼方式

骨质疏松症人群居家锻炼首推力量性锻炼，其次是有氧运动及含有平衡能力训练的锻炼。力量运动通过肌肉收缩对于骨骼所施加的应力刺激而发挥作用，要改善全身骨密度，就需要进行全身性力量运动，也即上肢、下肢和躯干均要加以训练。

（1）手持水瓶的力量训练

推荐指数：★★★★★

推荐理由：负荷轻，动作简单易学，但相比徒手训练，能施加更多对于骨骼的应力刺激，适合绝大多数人。

（2）徒手力量训练

推荐指数：★★★★★

推荐理由：不需器械也可以进行全身力量锻炼，操作更加简便，对抗身体自身重量就足以对骨骼产生应力刺激，从而减少骨质流失。

（3）原地走

推荐指数：★★★★☆

推荐理由：简单易行易开展，可以对下肢骨骼施加充分的应力刺激。

（4）太极拳

推荐指数：★★★★☆

推荐理由：太极拳是极佳的平衡训练，对于预防老年人跌倒是最佳运动之一，而预防跌倒也是减少骨质疏松引发脆性骨折的关键。

（5）站桩

推荐指数：★★★☆☆

推荐理由：站桩可以充分锻炼下肢稳定性，对于预防跌倒引发的脆性骨折很有意义。

3. 注意事项

①虽然平衡训练对于老年骨质疏松症患者很重要，但由于平衡训练本身具有跌倒风险，因此平衡训练中要选择合理的难度，预防跌倒很重要。

②跑跳等冲击性运动对于保持和增加骨密度很有价值，但冲击性、爆发性运动本身也增加了骨骼所承受的应力，应当谨慎进行。

③过度扭曲、弯曲和挤压脊柱的运动比如瑜伽某些体式，不适合骨质疏松症人群，因为容易引发腰椎压缩性骨折。

（七）肥胖症

肥胖症是一种以体内脂肪过度蓄积和体重超过标准的慢性代谢性疾病。肥胖的发生通常是遗传因素、环境因素和生活方式等因素综合作用的结果。最为常见的原因是能量摄入过多和能量消耗过少，导致过多的能量以脂肪的形式在体内蓄积造成肥胖。目前我国成人超重率超过 30%，肥胖率超过 10%。

常用的肥胖症诊断标准有体重指数和腰围。

体重指数（Body Mass Index，BMI）：BMI= 体重 (kg)/ 身高 ^{2}(m^2)。正常 BMI 应为 18.5~23.9；超重为 24~27.9；肥胖为 28 及以上。但需注意，肌肉发达的人（如运动员）BMI 可能较高，但脂肪并不超标。

腰围测量为髂前上棘和第 12 肋下缘连线的中点（普通人自测可采用软尺，经肚脐上绕腰部一周）。腰围男性达到 85cm 及以上，女性为 80cm 及以上即为超标。

体脂秤（生物电阻抗测定法）也常被用做肥胖的诊断，但不同品牌体脂秤因采用常模不同，结果会存在偏差。

除此以外，双能 X 射线、电子计算机断层扫描、核磁共振成像也可被用作脂肪测定，其结果较为准确，但代价价高，不作为常规使用。

1. 运动对于肥胖症的意义及作用机制

肥胖者单纯控制饮食，有可能造成机体代谢率的下降，导致控制饮食以减少的能量摄入，被机体降低的能量消耗抵消，从而使体重（体脂）在经历节食初期的下降后，出现减重（减脂）速度减慢甚至停滞。同时单纯控制饮食，有可能造成肌肉量的减少和机体其他的功能障碍。

运动是增加机体能量消耗的有效手段，通过与控制膳食热量摄入相结合，可以预防肥胖症的发生和帮助肥胖人群控制体重，减少体内脂肪含量。同时运动可以避免因单纯节食造成的代谢率下降，避免机体功能的下降，同时改善身体状况。

2. 肥胖者如何选择居家锻炼方式

各类中等强度有氧运动是肥胖者居家锻炼的首选。

（1）原地走有氧锻炼操

推荐指数：★★★★☆

推荐理由：原地走有氧锻炼操动作简单，特别适合帮助肥胖者建立起良好的运动习惯。但是运动强度较低，效果一般，可以作为减肥初期采用的运动方式。

（2）原地跑

推荐指数：★★★★★

推荐理由：原地跑的速度和难度均高于原地走有氧锻炼操，其运动强度较大，能量消耗也较多，可以较为有效控制脂肪。在完成该动作时，可以通过改变抬腿的高度和跑步的频率改变运动强度，以适应不同人群。

（3）力量练习

推荐指数：★★★☆☆

推荐理由：虽然没有足够的证据表明单纯力量练习可以降低体重，目前也没有证据表明力量练习可以避免由于节食造成的代谢率下降，但是力量练习有助于改善身体机能。作为辅助运动项目，对于肥胖者还是存在健康收益。

3. 注意事项

①肥胖者往往不喜欢运动，所以开始时运动强度可以较小，运动时间可以较短。循序渐进的运动对于肥胖者是非常重要的。

②通过一段时间的适应后，应达到至少每天 30 分钟的运动时间，运动强度应达到中等及以上。

③通过一段时间的适应后，每周总的运动时间应最少达到 250 分钟，每周总能量消耗在 2000kacl 以上，这样每月通过运动可以减重大约 1kg，同时辅以相当量的饮食控制，每月减重可达 2kg。

④每日的运动可以分段进行，只要每天的总时间累积达标即可，但是每段不应少于连续的 10 分钟。

⑤增加运动和控制饮食同样重要，两者不可偏废。

⑥体重控制是一个长期的过程，要做好充足的心理准备。

五

慢病人群膳食营养指导

（一）膳食营养通用原则

在预防新型冠状病毒肺炎时期，根据慢性病发病机制，慢性病人群应减少饮酒量或不饮酒，减少高盐、高脂等不健康饮食摄入量，适当增加富含维生素与矿物质的食物，提高身体免疫能力，同时保持科学的身体活动量，做到能量平衡。

（二）预防新型冠状病毒肺炎的营养小贴士

小贴士 1：保持良好的饮食习惯

固定早中晚三餐时间，尽量在以下时间用餐：早餐6~8点，午餐11~13点，晚餐17~19点；饭前、饭后洗手；摄入量要适宜，不要暴饮暴食；每天吃新鲜的食材。食物种类保持多样，油、盐摄入量要适宜；减少刺激性食物的摄入；饭后不做剧烈运动。睡前不宜大量进食。

小贴士 2：合理选购与烹饪食物

在食材的选用上一定要购买规范的企业或商家提供的产

品；在烹调时，一定要把食物充分加热，优先选择煮、炖、蒸、煲等长时间烹调方式；不要接触、购买和食用野生动物；生吃的水果与蔬菜一定要清洗干净；厨房注意食物处理，生熟分开。

小贴士 3：提倡分餐制

按照个人情况，每人一份，不仅能减少食物浪费，而且减少了疾病的传播。每人一份的形式还有利于按量取食，减少过多能量摄入，达到保持能量平衡的目的。

小贴士 4：丰富主食种类

谷薯类食物是我国人民的主食，为人体提供一切生命活动所需能量，是抵抗病毒的基础保障，但主食不要除了米饭就是白面条，我们可以将米面中混合多种的杂粮，如紫米、小米、红豆、燕麦、荞麦等，不仅增加了主食的可观赏性，营养价值也提高不少。红薯、马铃薯、紫薯、芋头、山药等食物，可以替代部分米面食物，用它们作为主食的替代品不仅可以改变主食的花样，营养价值也能增加不少。

小贴士 5：多选用深色的蔬果和水果

深色蔬果中的 β–胡萝卜素、核黄素和维生素 C 含量较浅色蔬果高，而且含有更多的有益健康的活性化合物。色素深黑的蔬果和水果含有丰富的多酚，后者是一种高效能的抗氧化物，其抗自由基的能力特别强，能加速我们机体清除体内垃圾的能力。

小贴士 6：适当增加优质蛋白摄入量

优选鱼类、鸡蛋、牛奶，添加适量的豆类、豆制品与坚果类食物，根据自身情况，每天喝 250 毫升的牛奶，有乳糖不耐的人群可以用酸奶代替。

小贴士 7：充足饮水

一定要主动，有规律的喝水，建议每天喝水不少于 1500 毫升。除了日常的饮水之外，还可以采用喝粥或喝汤等形式补充水分，传统的西红柿蛋汤等蔬菜汤也是不错的选择。如有饮茶的习惯，继续保持。含糖饮料因为糖含量普遍高，成分复杂，不建议作为补水的替代品。

小贴士 8：切勿过度节食减肥

有慢性疾病的人群中肥胖比例较大，疫情期间切勿采用节食减肥的方式。过度节食会引起多种身体问题，极易导致免疫力低下；加大产生酮体的几率，对肝脏或肾脏造成损害；糖的摄入量减少导致能量摄入不足，容易使机体处在疲劳状态等，这些结果都会减低人体抵抗病毒的能力。

（三）慢病人群膳食指南

①慢性阻塞性肺疾病：采用高热量、高蛋白、高维生素饮食；少吃产气食物，适当增加传统润肺食物。

②高血压：采用低钠饮食；每人每日食盐摄入量低于 6 克，戒烟限酒。

③糖尿病：采用糖尿病治疗饮食；选择低血糖指数食物，多吃蔬菜。

④高血脂：采用低脂饮食；避免动物内脏等高胆固醇食物，控制饮酒，避免甜食，增加新鲜蔬菜水果。

⑤冠心病：采用低胆固醇、低脂、低盐的饮食；忌饮酒，增加富含钾元素食物。

⑥骨质疏松：采用高钙饮食；增加奶制品摄入，适当增加豆类及豆制品以及富含维生素 A 的食物。

⑦肥胖症：采用低热量饮食；减少高盐、高脂与高糖食物摄入，增加低糖水果与蔬菜摄入，充足饮水。

六

居家促进锻炼的手段和方法

（一）锻炼动机

人有惰性，而锻炼必须坚持，必须经常性，才会"运动成瘾"，才能改善慢性疾病，才有助于促进健康。"三天打渔、三十天晒网"式的锻炼，只会给身体带来更大的安全风险和危害。

人的锻炼是由动机决定的，动机是需要激发和鼓励的。动机可分为内在动机和外在动机。前者源于内部自身的动因（如好奇好胜、愿望实现、快感获得、自尊心满足等），后者则由外部周遭的诱因（如物质、金钱、人的影响、表扬、赏识、奖励、惩罚等）。有研究表明，人们参加锻炼的动机原因主要有：强身健体，改善身体形态，获得愉快感，获得成功感，心理宣泄，加强人际交往，提高技能、体能等；而人们不锻炼的动机原因主要是：没时间、没精力、没有经费、没有同伴、缺乏设施和指导、害怕受伤、锻炼不舒服等。因此，居家锻炼需充分调动自身动因和周遭诱因的"正能量"，方能确保锻炼可持续。

（二）促进锻炼的手段和方法

①给自己订一个健康小目标。根据慢病指标，订一个通过一个周期锻炼，慢病指标改善的计划，并定期监测。但一开始定的计划不易贪多、贪快（如通过一年的锻炼，血压下降2～3mmHg，血糖降低0.1mmol）。

②订一个犒赏小方案。本人或家人共同见证，制定完成目标或计划后有吸引力礼物的犒赏。

③制作锻炼打卡表格。记录每次完成的运动量（时间、次数、组数、重量等），并欣赏打卡表格不断充实的数据。

④晒成就照和视频。通过朋友圈，晒出你锻炼中的英姿和锻炼后喜悦的 pose。

⑤晒数据。通过微信、QQ、微博等，向亲朋好友广而告之你进步的运动量、改善的慢病指标。

⑥建立锻炼交流群。寻求共同锻炼的同伴建群，互相促进和分享运动经验。

⑦组织家人参与锻炼。增加亲情，活跃家庭气氛，"一人锻炼，全家快乐"。

⑧锻炼中想象美好或唱歌、听音乐。运动促进身心愉悦。

⑨获得科学运动和健康资讯。通过多途径的关注和学习，掌握锻炼的知识和技能，获得榜样的力量。

⑩备小本子或小便条。随时记录运动的点滴感悟、锻炼金句、心灵鸡汤，以激发锻炼兴趣。